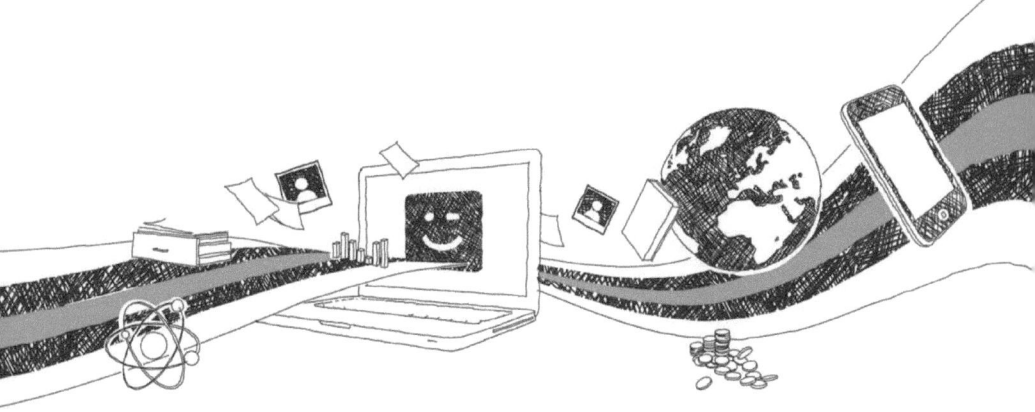
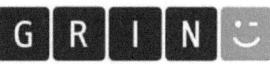

Heiko Schumann

Gesundheitspolitik im internationalen Vergleich

Determinanten der Gesundheit und Krankheit - National Health Accounts

GRIN Verlag

Bibliografische Information der Deutschen Nationalbibliothek:

Die Deutsche Bibliothek verzeichnet diese Publikation in der Deutschen National-
bibliografie; detaillierte bibliografische Daten sind im Internet über http://dnb.d-
nb.de/ abrufbar.

Dieses Werk sowie alle darin enthaltenen einzelnen Beiträge und Abbildungen
sind urheberrechtlich geschützt. Jede Verwertung, die nicht ausdrücklich vom
Urheberrechtsschutz zugelassen ist, bedarf der vorherigen Zustimmung des Verla-
ges. Das gilt insbesondere für Vervielfältigungen, Bearbeitungen, Übersetzungen,
Mikroverfilmungen, Auswertungen durch Datenbanken und für die Einspeicherung
und Verarbeitung in elektronische Systeme. Alle Rechte, auch die des auszugsweisen
Nachdrucks, der fotomechanischen Wiedergabe (einschließlich Mikrokopie) sowie
der Auswertung durch Datenbanken oder ähnliche Einrichtungen, vorbehalten.

Impressum:

Copyright © 2011 GRIN Verlag, Open Publishing GmbH
Druck und Bindung: Books on Demand GmbH, Norderstedt Germany
ISBN: 978-3-656-22693-2

Dieses Buch bei GRIN:

http://www.grin.com/de/e-book/196247/gesundheitspolitik-im-internationalen-
vergleich

GRIN - Your knowledge has value

Der GRIN Verlag publiziert seit 1998 wissenschaftliche Arbeiten von Studenten, Hochschullehrern und anderen Akademikern als eBook und gedrucktes Buch. Die Verlagswebsite www.grin.com ist die ideale Plattform zur Veröffentlichung von Hausarbeiten, Abschlussarbeiten, wissenschaftlichen Aufsätzen, Dissertationen und Fachbüchern.

Besuchen Sie uns im Internet:

http://www.grin.com/

http://www.facebook.com/grincom

http://www.twitter.com/grin_com

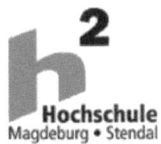

Hochschule Magdeburg- Stendal

FB Sozial- und Gesundheitswesen

Angewandte Gesundheitswissenschaften

Gesundheitspolitik im internationalen Vergleich

Determinanten der Gesundheit und Krankheit

National Health Accounts - NHA

Heiko Schumann

2011

Inhaltsverzeichnis

1 Determinanten der Gesundheit und Krankheit

Der Einfluss gesellschaftlicher Faktoren auf Gesundheit und Krankheit (soziale Determinanten) wird in der wissenschaftlichen Literatur in verschiedenen Systematiken beschrieben. Grundlegend wird eine Determinante als Einflussgröße, die unabhängige Variable, die mit einer Zielgröße, der abhängigen Variable, assoziiert ist, betrachtet (Haisch, Weitkunat & Widner 1999). Bedeutsam für das Verständnis der hier vorliegenden Recherche sind die folgenden Erklärungsansätze.

Whitehead und Dahlgren (1993) beschreiben das Regenbogen-Modell in einem 4 Ebenen-Konstrukt. Kickbusch (2003) bezieht sich auf den Forschungsstand von Marmot und Wilkinson zu Gesundheitsdeterminanten, „Social Determinants of Health". Hurrelmann (2010) systematisiert für den Gesundheits- und Krankenzustand einer Bevölkerung 3 übergeordnete Bereiche, personale, soziale sowie Strukturen des Gesundheitssystems. Determinanten von Gesundheit und Krankheit müssen im Kontext einer breiten sozialen Entwicklung verstanden werden (Kickbusch 2003).

Im Folgenden wird auf die sozialen Determinanten Armut und soziale Ausgrenzung, Wohnverhältnisse sowie auf deren Einfluss auf die frühkindliche Entwicklung (Kindergesundheit) eingegangen.

1.1 Armut und soziale Ausgrenzung

Armut und soziale Ausgrenzung bedingen die sozioökonomische Struktur und daraus resultierend die wirtschaftliche Lage der Bevölkerung.

Arme Menschen sind häufiger krank, leben ungesünder, haben einen schlechteren Zugang zur Gesundheitsversorgung und sterben früher (Belwe 2007). Die horizontale Betrachtung der Zusammenhänge zwischen Gesundheit und Ungleichheit umfasst beispielsweise die Unterschiede nach Geschlecht, Nationalität (Migration) und Familienstand. Die vertikale Vorstellung verweist auf sozioökonomische Unterschiede wie z.B. höchster Schulabschluss, Einkommensarmut, berufliche Stellung und Tätigkeit (Holst 2010). Eine Kausalität lässt sich zwischen der Armut der unteren sozialen Schichten und einem geringem Bildungsstand, geringem Selbstbewusstsein, falscher Ernährung und erhöhtem Drogenkonsum ableiten. Daraus folgen, je größer die sozialen Unterschiede sind, umso wichtiger sind die sozialen und die persönlichen Ressourcen (Steinbach 2007). Somit ist das Verhältnis zwischen Belastung und Ressourcen (informelle Beziehungsnetzwerke, Geld, Wissen, Prestige, kommunikative Kompetenz) ausschlaggebend dafür, ob sich Gesundheit oder Krankheit einstellen.

1.2 Qualität der Wohnverhältnisse

Die Verbindung der Qualität der Wohnverhältnisse mit einer niedrigen sozialen Schicht führt zu einer sozialen Ungleichheit von Gesundheit. Sozial schlechter gestellte Menschen leben oft auf engstem Raum, gehen einer belastenden Arbeit nach, wohnen erfahrungsgemäß in nicht bevorzugter Wohnlage – dadurch sind sie einer zusätzlichen Umweltbelastung ausgesetzt (Steinbach 2007).

Die Verbesserung des sozialen Kapitals, der Wohnverhältnisse und der Lebensverhältnisse durch die Beeinflussung des sozialen Umfeldes führt zur Stärkung der Gesundheitsressourcen.

Andererseits kommt es zur Risikosteigerung für gesundheitsschädliches Verhalten, chronischem Distress, KHK, Depression und daraus resultierend zur Steigerung der Morbidität und Mortalität. Die „gesunde" Lebenserwartung steigt mit der sozialen Schicht (Holst 2010).

1.3 Kindliche Lebenswelten

Ein Beleg für die Auswirkungen der oben genannten sozialen Determinanten stellt die repräsentative Betrachtung kindlicher Lebenswelten im Sinne der Kindergesundheit in Deutschland dar (KiGGS 2007).

Der Sozialstatus ist ein deutlicher Beleg für die Bewältigung kindlicher Entwicklungsaufgaben. Kinder aus Familien mit niedrigem Sozialstatus, mit Migrationshintergrund und Kinder, deren Mütter ebenfalls übergewichtig sind, haben ein höheres Risiko für Übergewicht und Adipositas (Kurth & Schaffrath Rosario 2007). 4 % der Kinder mit hohem Sozialstatus haben Sprachentwicklungsstörungen gegenüber 17 % der Kinder mit niedrigem Sozialstatus. In einem allgemein schlechten Zustand befinden sich 16 % der sozial schwachen Kinder ge-

genüber 1 % der Kinder mit höherem Sozialstatus (Böggering 2005). In zahlrei-
chen Untersuchungen kindlicher Lebenswelten wurden Zusammenhänge der
Familie und der Gesundheit als auch zwischen Bildung, Einkommen, Berufstä-
tigkeit der Eltern und der Fehlgeburten sowie der Säuglingssterblichkeit darge-
stellt (Steinbach 2007).

1.4 Gesundheitspolitische Ansätze

Ein gesundheitspolitischer Ansatz zur Verringerung gesundheitsschädigender
Auswirkungen der sozialen Determinanten ist eine Aufgabe gesundheitsför-
dernder Gesamtpolitik. Daraus folgt, dass auf allen Ebenen und Sektoren von
Politik und Gesellschaft Gesundheit vor allem ein frühzeitig angedachter
Schwerpunkt sein muss (vgl. Modellprojekte der Bundesländer zu Familien-
hebammen).

Gesetzesinitiativen und steuerliche Maßnahmen gehören genauso zur gesundheitsfördernden Gesamtpolitik, wie organisatorische und strukturelle Veränderungen. Unterschiedliche gesellschaftliche und politische Ebenen sind gefor-
dert, im Sinn einer gesundheitsfördernden Politik zusammenzuarbeiten (fgoe
2010).

Gesundheitspolitik, die sich am Ziel „Gesundheit für Alle" orientiert, muss sich
um die Verringerung „sozialer Gradienten" bemühen und nicht nur um die Bewältigung ihrer gesundheitlichen Folgen bei den Ärmsten (Wulf 2010). Eine
ganz entscheidende Erkenntnis besteht darin, ...„dass Gesundheit primär im
Alltag – und nicht im Gesundheitswesen - hergestellt wird" (Waller 2006).

1.5 Zusammenfassung

Soziale Determinanten von Gesundheit und Krankheit sind eng miteinander
verwoben und überschneiden sich vielfältig. Für die Gesunderhaltung und die
Gesundheitsförderung bedeutet dies, dass die Systemgestaltung der Politikfel-
der (Verkehr-, Umwelt-, Arbeits-, Sozial-, Kommunalpolitik, etc.) in unserem Alltag weitaus wichtigere Einflussbereiche sind, als das Gesundheitswesen selbst
(Waller 2006).

Ohne Politik sind sozialen Determinanten von Krankheit nicht heilbar. Politische Entscheidungen müssen im Hinblick auf ihre Konsequenzen auf die Gesundheit der Menschen beleuchtet werden. In allen Politiksektoren müssen Entscheidungsträger sich dessen bewusst sein, dass sie einen großen Teil der sozialen Verantwortung für Gesundheit tragen.

Steuerliche Maßnahmen und Gesetzesinitiativen gehören ebenso zur präventiven gesundheitsfördernden Gesamtpolitik, wie strukturelle organisatorische Veränderungen.

Laut WHO (2008) sehen die gesundheitspolitischen Empfehlungen, der Commission on social Determinants of Health, folgende Ansätze: Verbesserung der alltäglichen Lebensbedingungen, Ungleichheit und ungerechtfertigte Verteilung von Macht, Geld und Ressourcen in Angriff nehmen, Probleme messen und verstehen und die Wirksamkeit der Aktion bewerten (WHO 2008).

2 Literatur:

Böggering, B. (2005). Kinderarmut und Gesundheit. In: Der Kinder- und Jugendarzt. 6/2005.

Belwe, K. (2007). Gesundheit und Gerechtigkeit. In: Aus Politik und Zeitgeschichte. Bundeszentrale für Politische Bildung (BpB), Frankfurt, S. 2 Online URL: http://www.bpb.de/files/V24398.pdf [15.08.2010, 17:45 MEZ].

Fgoe (Hrsg.). Fonds Gesundes Österreich. (2010). Gesundheitsförderung. Determinanten der Gesundheit. Online URL: http://www.fgoe.org/gesundheitsfoerderung/begriffe-und-theorien/determinanten-der-gesundheit [18.08.2010, 18:25 MEZ].

Haisch, J., Weitkunat, R., Wildner, M. (1999). Wörterbuch Public Health. Gesundheitswissenschaften. Bern, Göttingen, Toronto, Seattle: Verlag Hans Huber.

Holst, J. (2010). Gesundheitspolitik im internationalen Vergleich Teil 2. Soziale Determinanten von Gesundheit. Skript zur 3. Präsenzphase im B 2010. Fernstudiengang „Angewandte Gesundheitswissenschaften". Hochschule Magdeburg-Stendal (FH).

Hurrelmann, K. (2010). Leitbegriffe der Gesundheitsförderung. Determinanten von Gesundheit. Bundeszentrale für gesundheitliche Aufklärung. (Hrsg.). Online URL: http://www.leitbegriffe.bzga.de [10.08.2010, 13:45 MEZ].

Kickbusch, I. (2003). Gesundheitsförderung und Prävention. In: Das Public Health Buch – Gesundheit und Gesundheitswesen. Kapitel 10. Schwarz, F.W., Badura, B., Busse, R., Leidl, R., Raspe, H., Siegrist, J., Walter, U. (Hrsg.). München, Jena: Urban & Fischer Verlag. S. 181 – 185.

KiGGS (2007). Bundesgesundheitsblatt-Gesundheitsforschung–Gesundheitsschutz. Ergebnisse des Kinder- und Jugendgesundheitssurveys. KiGGS. Online unter Url. http://www.kiggs.de/experten/erste_ergebnisse/index.html [21.08.2010, 11:25 MEZ].

Kurt, B.-M., Schaffrath-Rosario, A. (2007). Die Verbreitung von Übergewicht und Adipositas bei Kindern und Jugendlichen in Deutschland. In: Bundesgesundheitsblatt - Gesundheitsforschung – Gesundheitsschutz 2007. Ergebnisse des Kinder- und Jugendgesundheitssurveys. KiGGS. Springer Medizin Verlag .

Steinbach, H. (2007). Gesundheitsförderung. Gesellschaftliche Einflüsse auf die Gesundheit. Wien: Facultas Verlag. S. 36 – 38.

Waller, H. (2006). Gesundheitswissenschaft. Praxis der Gesundheitswissenschaft. Systemgestaltung durch Politik. Stuttgart: Kohlhammer Verlag. S. 127 – 130.

Whitehead, M., Dahlgren, G. (1993). Gesundheitliche Chancengleichheit. Welche Faktoren beeinflussen die Gesundheit. In: Fonds Gesundes Österreich (Hrsg).Online unter URL.http://www.fgoe.org/gesundheitsfoederung/begriffe-und-theorien/determinanten-der-gesundheit [05.08.2010, 11:00 MEZ].

Wulf, A. (2010). Soziale Determinanten der Gesundheit. Gesundheitspolitik im Licht der Sozialen Determinanten der Gesundheit. Skript zum Trikontseminar 2010. medico international. Aachen.

WHO (Hrsg.). World Health Organization. (2008). Closing the Gap in a Generation. Health Equity through action on the social determinants of Health. Online URL: http://www. who.int/social determinants [15.08.2010, 21:25 MEZ].

3 Anhang

Gesundheitsdeterminaten

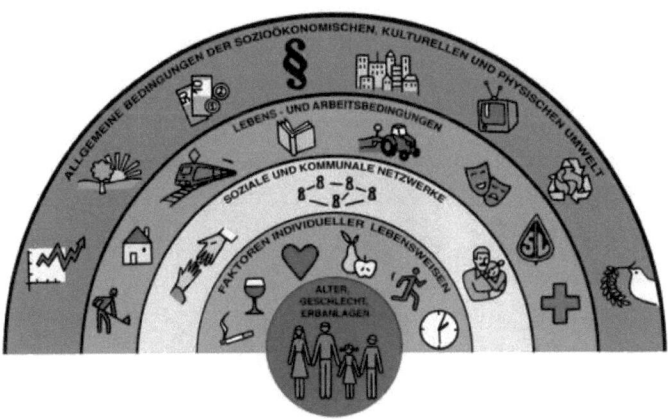

Quelle: Fonds Gesundes Österreich, www.fgoe.org
Abb.: 1   Einflussfaktoren auf die Gesundheit. Das Regenbogen-Model
             nach Whitehead und Dahlgren

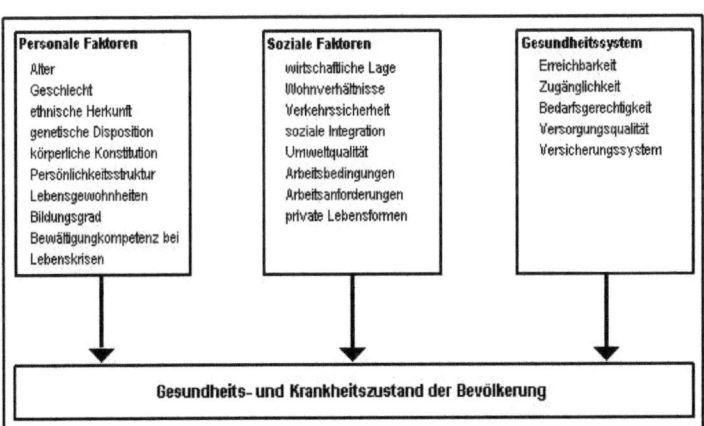

Abb.2:   *Bedingungsfaktoren des Gesundheits- und Krankheitszustands
             der Bevölkerung*

4   National Health Accounts am Beispiel: Deutschland und Indien

Für die Bearbeitung der Indikatoren werden die Länder Deutschland und Indien ausgewählt, die Daten beziehen sich auf den NHA Core Health Indicator der WHO 2005.

Die Definition einzelner Indikatoren ist teilweise in ihrer Qualität und Validität der Datenerhebung sehr unterschiedlich (Holst 2010a).

4.1   Gesundheitsquote

Die Gesundheitsquote ist der prozentuale Anteil der gesamten Gesundheitsausgaben am Bruttoinlandsprodukt (BIP) (WHO 2010).

Die Berechnung der Gesundheitsquote ergibt sich aus den Gesundheitsausgaben in Geldeinheiten dividiert durch das BIP Geldeinheiten (Schwartz & Busse 2003). Die Gesundheitsquote für Deutschland liegt bei 10,7% für Indien bei 5,0%.

Im internationalen Vergleich der Länder, weist Deutschland eine um 5,7% höhere Gesundheitsquote gegenüber dem informellen System in Indien aus. Bei der Beurteilung der Gesundheitsquote müssen die Auswirkungen der deutschen Einheit berücksichtigt werden (Simon 2010).

4.2   Private Gesundheitsausgaben

Die privaten Gesundheitsausgaben sind der Anteil an den Gesamtausgaben für Gesundheit.

Sie umfassen die private Kranken- und Pflegeversicherung, private Haushalte (out–of-pocket, over-the-counter, Cost-Sharing, Zuzahlungen wie z.B. Zahnersatz), private Kleinstversicherungen, private karitative Einrichtungen, Organisationen und Unternehmen (OECD 2010).

Im indischen Gesundheitssystem überwiegen die privaten Gesundheitsausgaben mit 81% im Vergleich zu 23,1% im deutschen Gesundheitssystem.

4.3   Direktzahlungen

Den größten Anteil der privaten Gesundheitsausgaben stellen in Indien die Direktzahlungen (out-of-pocket) als Anteil der privaten Ausgaben an das Gesundheitswesen dar (WHO 2010).

Von den 100% der Gesamtgesundheitsausgaben in Indien sind 81% private Ausgaben für Gesundheit und davon 94 % out of pocket (oop) Direktzahlungen aus der eigenen Tasche. Infolgedessen sind die Direktzahlungen (oop) der stärkste Posten der gesamten indischen Gesundheitsausgaben mit 76,14%. Der Anteil der Kleinstversicherungen (micro-insurances) an den privaten Zahlungen beträgt in Indien 4,86%. Holst (2005) charakterisiert diese typische Form der Gesundheitsfinanzierung der Entwicklungs- und Schwellenländer als ungerecht und regressiv. Eine Belastung besteht vor allem für arme Bevölkerungsschichten. User fees, Selbstbehalte, Zuzahlungen und Direktzahlungen vermindern insbesondere für vulnerable Gruppen den Zugang zur Gesundheitsversorgung (Holst 2010 c). Ein Viertel der Inder verarmen aufgrund der Krankheitskosten, die Inzidenzrate der Armen ist ca. 2,5 mal höher als die der Reichen (GTZ 2005).

Im Vergleich zu Indien beträgt der Anteil der Direktzahlungen in Deutschland an den privaten Gesundheitsausgaben 56,8% und an den gesamten Gesundheitsausgaben in Deutschland 13,12%, demzufolge ist der Anteil der Kleinstversicherungen 9,98%.

Unabhängig von dem jeweiligen Gesundheitssystem diskriminieren Zuzahlungen Kranke und sind sozial ungerecht (Holst 2008).

4.4   Öffentlichen Gesundheitsausgaben

Die öffentlichen Gesundheitsausgaben beinhalten den Anteil der öffentlichen Ausgaben an den gesamten Gesundheitsausgaben wie öffentlichen Mitteln, öffentliche Gelder, staatlichen, regionalen, lokalen Regierungsstellen und Systeme der sozialen Sicherung sowie öffentliche Investitionen auf die Gesundheit (OECD 2010).

Für Deutschland (Bismarck System) werden 2005 76,9% angegeben, folglich ist der Anteil der öffentlichen Gesundheitsausgaben der Größte an den gesamten Gesundheitsausgaben und beinahe viermal höher als in Indien mit 19%.

Das deutsche Gesundheitssystem wird überwiegend durch Sozialversicherungsbeiträge finanziert, den größten Teil erbringt die gesetzliche Krankenversicherung (Simon 2010).

4.5 Anteil der Sozialversicherungsausgaben an den öffentlichen Gesundheitsausgaben

Der Anteil der Sozialversicherungsausgaben an den öffentlichen Gesundheitsausgaben ist der Anteil der über die Sozialversicherung abgewickelten Geldflüsse an den gesamten öffentlichen Gesundheitsausgaben der Sozialversicherungsträger (Holst 2010a).

Von den 100% der Gesamtgesundheitsausgaben in Deutschland sind 76,9% öffentlichen Ausgaben und 87,6% davon Sozialversicherungsleistungen an den gesamten öffentlichen Ausgaben, somit ist der Anteil der Sozialversicherungsleistungen an den Gesamtausgaben 67%. In Indien beträgt der Anteil der Sozialversicherungsleistungen an den Gesamtausgaben lediglich 0,89%, resultierend aus den 19% der öffentlichen Gesundheitsausgaben als Anteil an den gesamten Gesundheitsausgaben und 4,7% als Anteil der Sozialversicherungsleistungen an den gesamten öffentlichen Gesundheitsausgaben.

Die GTZ (2005) erklärt diese Kennzahl in Indien durch die politischen Bemühungen der Regierung, die Entwicklung von Krankenversicherungen zu unterstützen.

Nur 10% der indischen Bürger besitzen eine staatliche Sozialversicherung, die laut GTZ (2005) nur für die Mitarbeiter im formellen Sektor, z.B. Regierungsangestellte verpflichtend ist.

4.6 Anteil der öffentlichen Gesundheitsausgaben an den gesamten staatlichen Ausgaben

In Deutschland ist der Anteil der öffentlichen Gesundheitsausgaben an den gesamten staatlichen Ausgaben mit 17,6% im Vergleich zu Indien mit 3,5% um das ca. 5 fache höher (WHO 2005).

Laut GTZ (2005) spiegelt die Finanzierung der Gesundheitssysteme das Ergebnis nationaler Entwicklung wieder und ist zugleich Abbild grundlegender Wertvorstellung einer Gesellschaft. Von entscheidender Bedeutung im Hinblick auf den universellen Zugang und sozialverträgliche Mittelaufbringung sind zwei Größen: das Ausmaß der Risikomischung (risk pooling) und die Fairness der Finanzierung (GTZ 2005).

Bei der Gegenüberstellung der Gesundheitssysteme lässt sich ein Zusammenhang zwischen der jeweils vorherrschenden Finanzierungsart und der Höhe der Gesundheitsausgaben ableiten (Holst 2006). Eine grundsätzliche Aussage ist indessen kaum zu treffen (GTZ 2005).

Im internationalen Vergleich ist das deutsche Gesundheitssystem ausgabenintensiv, sowohl als Anteil am BIP als auch in absoluten Pro-Kopf-Ausgaben für Gesundheit (Busse & Riesberg 2005).

Das informelle indische System bietet tendenziell eine schlechtere Qualität als öffentlich dominierte Systeme. Soziale Ungleichheiten und Diskriminierung wachsen mit steigender Bedeutung privater Systeme (Holst 2010 b). Durch mangelnde einheitliche Definitionen des Gesundheitssystems werden die Gesundheitsausgaben im Zähler international nicht gleich definiert (Schwartz & Busse 2003).

In der Praxis existieren die verschiedenen Finanzierungssysteme zumeist nebeneinander oder als Mischform, keines der Systemmodelle ist in reiner Form anzutreffen (GTZ 2005).

Zu den Sozialversicherungsmodellen zählt das deutsche System, allerdings mit einem hohen Maß an staatlicher Regulierung nicht nur der Finanzierung, sondern auch der Leistungserbringung (Simon 2010). Nach Simon (2010) ist das Sozialversicherungsmodell dadurch gekennzeichnet, dass der Staat zwar die Regulierung wahrnimmt, die Finanzierung aber weit überwiegend durch Sozialversicherungsbeiträge erfolgt.

Ein Gesundheitssystem gilt als marktwirtschaftlich, wenn es ein geringes Maß an staatlicher Regulierung und einen deutlich überproportionalen Anteil privater Finanzierung aufweist (Simon 2010).

5   Literatur:

Busse, R., Riesberg, A. (2005). Gesundheitssysteme im Wandel. Gesundheits-
ausgaben. Deutschland. Kopenhagen: WHO Regionalbüro für Europa im
Auftrag des Europäischen. Observatoriums für Gesundheitssysteme und
Gesundheitspolitik.   Online   unter   URL.
http://www.hpm.org/Downloads/reports/HiT_reports/Hit_Germany_2005_-
_Deutsch.pdf [03.09.2010, 17:45 MEZ].

GTZ (2005) Deutsche Gesellschaft für Technische Zusammenarbeit. Modelle
der   Gesundheitsfinanzierung.   Indien.   Online   unter   URL.
http://www.gtz.de/de/dokumente/de-beitrag-entwicklungspolitische-
diskussion.pdf

Holst, J. (2005). Soziale Krankenversicherung in Entwicklungsländern. Online
unter   URL.   http://www.forum-
gesundheitspolitik.de/artikel/artikel.pl?artikel=0215 [01.09.2010, 20:10 MEZ].

Holst, J. (2006). Gesundheitsfinanzierung: Riskomischung und soziale Gerechtigkeit. Formen der Gesundheitsfinanzierung. In: Globalisierung – Gerechtigkeit - Gesundheit. Einführung in International Public Health. Kapitel 2.
Razum, O., Zeeb, H., Laaser, U. (Hrsg.). Bern: Huber Verlag. S.136 – 137.

Holst, J. (2008). Ein Modell für alle Länder? Zwischen Effizienz und sozialer Gerechtigkeit. Skript zur Präsenzphase im Z 2008. Fernstudiengang „Angewandte Gesundheitswissenschaften". Hochschule Magdeburg-Stendal (FH).

Holst, J. (2010 a). Gesundheitspolitik im internationalen Vergleich. Quantitative
Strukturmerkmale. Indikatoren der NHA. Skript zur Präsenzphase im B
2010. Fernstudiengang „Angewandte Gesundheitswissenschaften". Hochschule Magdeburg-Stendal (FH).

Holst, J. (2010 b). Gesundheitssysteme. Systematische vergleichende interna-
tionale Analyse. Skript zur Präsenzphase im B 2010. Fernstudiengang „Angewandte Gesundheitswissenschaften". Hochschule Magdeburg-Stendal
(FH).

Holst, J. (2010 c). Mythen und Halbwahrheiten in der Gesundheitsdebtte. An-
nahmen und Alltagserleben im Vergleich zur Empirie. Skript zur Präsenz-

phase im B 2010. Fernstudiengang „Angewandte Gesundheitswissenschaften". Hochschule Magdeburg-Stendal (FH).

OECD (Hrsg.). Organisation for Economic Co-operation and Development. (2010). Gesundheitsdaten 2010. Gesundheitsausgaben und Finanzen. Online unter URL. http://www.ecosante.org/questionaire/509.html [03.09.2010, 18:10 MEZ].

Schwartz, F.W., Busse, R. (2003). Denken in Zusammenhängen: Gesundheitssystemforschung. Finanzielle Ressourcen, Systemstruktur und Organisation. In: Das Public Health Buch – Gesundheit und Gesundheitswesen. Kapitel 23. Schwartz, F.W., Badura, B., Busse, R., Leidl, R., Raspe, H., Siegrist, J., Walter, U. (Hrsg.). München, Jena: Urban & Fischer Verlag. S. 530 – 533.

Simon, M. (2010). Das Gesundheitssystem in Deutschland. Grundstrukturen und Basisdaten des gesundheitssystems. 3. Aufl. Bern: Huber Verlag. S. 93 – 122.

WHO (Hrsg.). World Health Organization. (2005). National Health Accounts. Core Health Indicators. Online unter URL. http://www.who.int/countries/en/ [04.09.2010, 21:25 MEZ].

WHO (Hrsg.). World Health Organization. (2010). National Health Accounts. Online unter URL. http://www.who.int/whosis/indicators/compendium/2008/3exo/en/ [25.08.2010, 17:35 MEZ].

6 Anhang:

Indicator	Deutschland Preis (Jahr)	Indien Preis (Jahr)
Externen Ressourcen für die Gesundheit als Anteil an den Gesamtausgaben für Gesundheit	0,0 (2005)	0,4 (2005)
Ausgaben des Staates auf die Gesundheit als Anteil an den Gesamtausgaben für die Gesundheit	76,9 (2005)	19,0 (2005)
Ausgaben des Staates auf die Gesundheit als Anteil der Gesamtausgaben des Staates	17,6 (2005)	3,5 (2005)
Out-of-pocket Ausgaben als Anteil der privaten Ausgaben für das Gesundheitswesen	56,80 (2005)	94,00 (2005)
Pro-Kopf-Ausgaben des Staates auf die Gesundheit am durchschnittlichen Wechselkurs (US $)	2790,0 (2005)	7,0 (2005)
Pro-Kopf-Ausgaben des Staates auf die Gesundheit (PPP int. $)	2499,0 (2005)	19,0 (2005)
Pro-Kopf-Gesamtausgaben für Gesundheit (PPP int. $)	3250,0 (2005)	100,0 (2005)
Pro-Kopf-Gesamtausgaben für Gesundheit am durchschnittlichen Wechselkurs (US $)	3628,0 (2005)	36,0 (2005)
Private Ausgaben für Gesundheit als Anteil an den Gesamtausgaben für die Gesundheit	23,1 (2005)	81,0 (2005)

Private Prepaid-Pläne als Anteil der privaten Ausgaben für das Gesundheitswesen	39,8 (2005)	0,8 (2005)
Soziale Sicherheit Ausgaben für das Gesundheitswesen als Anteil der Ausgaben des Staates auf die Gesundheit	87,6 (2005)	4,7 (2005)
Gesamtausgaben im Gesundheitswesen als Anteil des Bruttoinlandsprodukts	10,7 (2005)	5,0 (2005)

Quelle: Core Health Indicators 2005 - die neuesten Daten aus mehreren Quellen der WHO

	Statistik Deutschland	Statistik Indien
Gesamtbevölkerung	82.641.000	1.151.751.000
Bruttonationaleinkommen pro Kopf (PPP internationale $):	32.680	2.460
Lebenserwartung bei Geburt m / f (Jahre):	77/82	62/64
Gesunde Lebenserwartung bei Geburt m / f (Jahre 2003):	70/74	53/54
Wahrscheinlichkeit des Sterbens unter fünf Jahren (pro 1 000 Lebendgeburten)	5	76
Wahrscheinlichkeit des Sterbens zwischen 15 und 60 Jahre m / w (je 1 000 Einwohner):	106 / 55	276 / 203
Die Gesamtausgaben für Gesundheit pro Kopf (Intl $, 2006):	3.328	109
Die Gesamtausgaben für Gesundheit in % des BIP (2006):	10,4	4,9

Die Zahlen sind für 2006, sofern angegeben. Quelle: World Health Statistik 2008